In 30 Minuten wissen Sie mehr!

Dieses Buch ist so konzipiert, dass Sie in kurzer Zeit prägnante und fundierte Informationen aufnehmen können. Mithilfe eines Leitsystems werden Sie durch das Buch geführt. Es erlaubt Ihnen, innerhalb Ihres persönlichen Zeitkontingents (von 10 bis 30 Minuten) das Wesentliche zu erfassen.

Kurze Lesezeit
In 30 Minuten können Sie das ganze Buch lesen. Wenn Sie weniger Zeit haben, lesen Sie gezielt nur die Stellen, die für Sie wichtige Informationen beinhalten.

- Alle wichtigen Informationen sind blau gedruckt.

- Schlüsselfragen mit Seitenverweisen zu Beginn eines jeden Kapitels erlauben eine schnelle Orientierung: Sie blättern direkt auf die Seite, die Ihre Wissenslücke schließt.

- *Zahlreiche Zusammenfassungen innerhalb der Kapitel erlauben das schnelle Querlesen. Sie sind blau gedruckt und zusätzlich durch ein Uhrsymbol gekennzeichnet, sodass sie leicht zu finden sind.*

- Ein Register erleichtert das Nachschlagen.

W0068864

Inhalt

Vorwort

Heute schon gelächelt?

Haben Sie heute schon bewusst tief ein- und ausgeatmet? Plagen Sie Verspannungen im Nacken oder zwickt es manchmal im Rücken? Geht Ihnen die Arbeit nicht immer mit Leichtigkeit und Spaß von der Hand? Kennen Sie das Gefühl, am Ende des Arbeitstages nicht die wichtigen Dinge geschafft zu haben? Sie lieben Ihren Job und fühlen sich dennoch müde und ausgelaugt? Würden Sie gern schon während der Arbeit Ihre Energieakkus aufladen?

Gerade Menschen in Spitzenpositionen, die teilweise bis spät in die Nacht arbeiten, verlieren angesichts großer Stapel von To-do-Listen leicht den Fokus auf den eigenen Körper. Doch Arbeitszeit ist auch Lebenszeit, oder etwa nicht? Setzen Sie Ihrer Außenwelt Grenzen und schaffen Sie Ihrer Innenwelt Platz! Wie?

Um den Zugang zu sich selbst zu erleichtern, um körperlich und mental fit zu bleiben bzw. wieder zu werden, gebe ich Ihnen mit diesem Buch ein Werkzeug an die Hand, mit dem Sie die Möglichkeit haben, innerhalb kürzester Zeit Ihren eigenen Arbeitstag mit mehr Lebensqualität zu füllen. Das Werkzeug heißt: Business Yoga!

Wenn Sie bisher dachten, dass eine Matte, körperliche Beweglichkeit, Räucherstäbchen und enthaltsames, keusches Leben Voraussetzungen für Yoga seien, dann freuen Sie sich auf das, was die vor Ihnen liegenden Seiten für Sie bereithalten. Denn Yoga ist anders und einfacher, als Sie vielleicht glauben! Lüften Sie für sich das Geheimnis und wecken Sie Ihre Lebensenergie. Spüren Sie den Unterschied und genießen Sie ab sofort jeden (Arbeits-)Tag aufs Neue mit Ihrem schönsten Lächeln!

Ich wünsche Ihnen viel Freude beim Lesen und Ausprobieren, und möge dieses Buch Ihr neuer zuverlässiger Begleiter im Alltag sein.

Ihre
Katja Sterzenbach

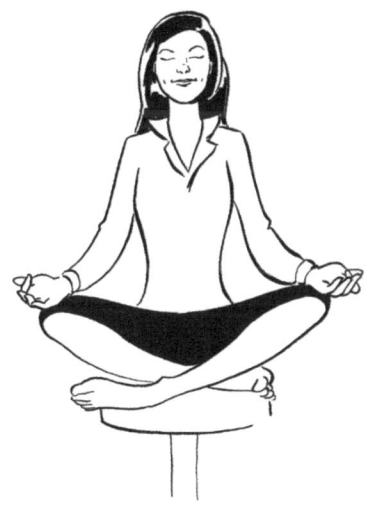

1. Das Geheimnis innerer Zufriedenheit

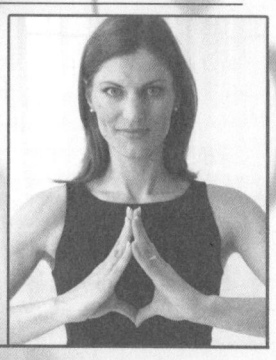

Was haben ein Güterzug und mein Geist gemeinsam?

Woher kommt Yoga?

Was ist Yoga?

Yoga? Im Business? Muss ich, bevor ich den Telefon-
hörer abnehme, erst „Omm!" sagen, Räucherstäbchen
anzünden und auf den Händen zum nächsten Ge-
schäftstermin laufen? Oder gar trockenes Müsli essen
und dann auch noch auf das heiß geliebte Schweine-
schnitzel in der Mittagspause verzichten? Und überhaupt: Yoga ist doch nur etwas für Menschen, die sonst
nichts zu tun haben oder die viel zu weich für die harte
Businesswelt und nicht für Führungspositionen geeignet sind ...

1.1 Yoga – Eine Wissenschaft für s(m)ich?

Keine Frage – Yoga ist im Trend. Alle sprechen davon
und viele praktizieren Yoga bereits. Yoga ist vieles –
nur nicht das, was die meisten Menschen glauben! Be-
wegliche Körper, Öko-Standards und Räucherstäbchen sind nur ein Teilaspekt. Yoga verbindet und ver-
eint die verschiedensten Menschen miteinander und
hilft trotzdem individuell – jedem, der es praktiziert.

Ich wünschte, ich hätte mehr Zeit ...
„Ich muss mich beeilen. Ich habe keine Zeit fürs Mittagessen. Wenn ich schon mal hier bin, kann ich schnell
noch ..." Erkennen Sie sich in der einen oder anderen
Aussage wieder? Gehören Sie auch zu den „Schnell-
Machern"? Es ist eine Frage der Prioritätensetzung,
mit was oder wem Sie Ihren Tag füllen und mit welcher
inneren Einstellung Sie ihn verbringen. Dieses „Schnell-
Machen" ist ein Ausdruck von innerer Gehetztheit

oder wie es Prof. Dr. Lothar Seiwert – Deutschlands führender Zeitmanagement-Experte – formuliert: „Hurry Sickness". Eines steht fest: Der Tag hat 24 Stunden, und das gilt für jeden Menschen. Allerdings ist die Wahrnehmung der Zeit subjektiv. Wie schnell die Zeit vergeht, hängt von den Ereignissen ab, die Sie erleben. „Innerer Friede existiert außerhalb der Zeit", so Jon Kabat-Zinn, ein bekannter Meditationslehrer der Achtsamkeitsmeditation. Den Augenblick bewusst wahrnehmen und das Hier und Jetzt ausdehnen – indem Sie für eine Weile aus dem stetigen Fluss von Tätigkeiten, Gedanken und Gefühlen aussteigen –, das ist der Moment, in dem Sie innere Balance erfahren können. Und Sie werden merken, dass Sie auf einmal mehr Zeit haben – denn durch die veränderte Wahrnehmung löst sich der Grauschleier des „Ich-muss-alles-schaffen-und-zwar-schnell" und das Wesentliche wird sichtbar. Dinge, die Sie vorher für wichtig erachtet haben, werden auf einmal unwichtig und verschwinden schließlich ganz von Ihrer To-do-Liste.

Dann stellt sich innere Zufriedenheit ein. Innere Zufriedenheit ist die Voraussetzung für Stille. Und Stille ist unabhängig von materiellen Gütern oder Status. Die Stille ist in Ihnen selbst – Sie brauchen sich nur die Zeit nehmen.

Sie werden sehen, Ihre innere Ausgeglichenheit wird sich verbessern, je mehr Sie das Hier und Jetzt wahrnehmen und genießen können.

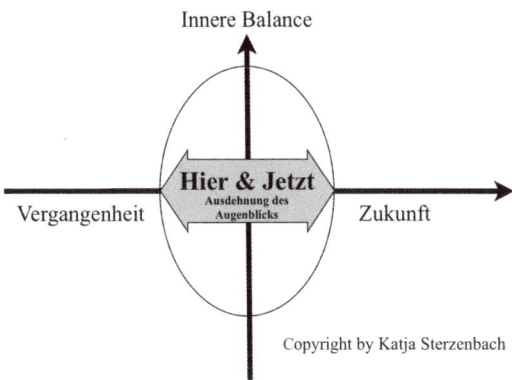

Copyright by Katja Sterzenbach

Abb. 1: Qualitative Ausdehnung der Zeit: Die bewusste Wahrnehmung des Augenblicks

Entschleunigung

Sie haben bestimmt schon mal einen Güterzug in einer hohen Geschwindigkeit an sich vorbeifahren sehen. War es Ihnen da möglich, die einzelnen Waggons wahrzunehmen? Je langsamer der Zug fährt, desto einfacher wird Ihnen dies gelingen. Dieses Prinzip der Langsamkeit ist auch auf den Geist übertragbar. Die einzelnen Güterwaggons stellen jeweils einen Gedanken dar. Nur mit dem einen Unterschied: Dieser Zug besteht aus 50.000 bis 70.000 Waggons bzw. Gedanken. Kommen Sie selbst zur Ruhe – entschleunigen Sie sich und bringen Sie den Zug zum Stillstand – so können Sie Ihre Gedanken wahrnehmen und beobachten.

Wie Sie das schaffen können, fragen Sie sich? Durch die in diesem Buch vorgestellten Körperübungen, Atemtechniken und Meditationen wird sich Ihre Wahrnehmung verändern und Sie werden von Ihrer inneren Unruhe befreit. Auch wenn Sie vielleicht im Moment gar nicht das Gefühl haben, innerlich aufgewühlt zu sein – probieren Sie es trotzdem aus. Sie werden den Unterschied sofort spüren und Alltagssituationen in Ruhe betrachten, angemessen und überlegt agieren und reagieren können.

 Heute kennt fast jeder den Begriff Yoga, doch die Assoziationen sind so unterschiedlich wie die Erfahrungen, die damit gemacht werden. Yoga bewirkt eine physiologische, psychologische sowie philosophische Bewegung im Leben für all diejenigen, die ihr Leben selbst in die Hand nehmen wollen.

1.2   Wer hat's erfunden?

Nein, diesmal waren es nicht die Schweizer. Der Ursprung liegt in Indien. Dort zählt Yoga zu den ältesten Wissenschaften, die sich ganzheitlich mit dem Wohlsein des Menschen beschäftigen. Es gilt als eine seit Jahrtausenden erprobte und praktizierte Methode, um Körper, Geist und Seele in höchste Harmonie zu bringen.

Zwei Theorien zum Ursprung

Es gibt verschiedene Theorien darüber, seit wann es Yoga gibt und wie es entstanden ist. So werden Sie möglicherweise von einem indischen Yogi die Antwort erhalten, dass es Yoga schon immer gab und es uns von

Mutter Natur geschenkt wurde. Ein anderer antwortet Ihnen auf Ihre Frage vielleicht so: Die ersten Aufzeichnungen über Yoga sind mehr als 5.000 Jahre alt. Schon damals gingen indische Einsiedlermönche der Frage nach, was denn das Geheimnis eines langen Lebens sei. Sie beobachteten und studierten das Leben und Verhalten von Tieren, um diesem Geheimnis auf die Spur zu kommen. Sie fanden heraus, dass Freiheit von Stress, eine langsame, tiefe Atmung, regelmäßige Bewegung an der frischen Luft, gute Ernährung sowie spezielle Reinigungstechniken Gründe dafür sein könnten. Im Laufe der Zeit wurden diese Erkenntnisse durch ethische und moralische Regeln für das friedliche Zusammenleben der Menschen erweitert. So entstand eine Mischung aus lebenspraktischer Psychologie und Philosophie, deren Sinn und Zweck die Entdeckung und Erweiterung unseres wahren inneren Potenzials ist, welches sich im Begriff Yoga widerspiegelt.

Yoga – die Kunst, ein Pferdegespann zu lenken

Der Begriff „Yoga" stammt aus dem Sanskrit, der Sprache der klassischen indischen Kultur, und leitet sich von der Silbe „yui", was so viel wie „Gespann" bedeutet, ab. Die trefflichste Erklärung, was Yoga ist, steht in den Upanishaden, den alten indischen Schriften aus der Zeit um 800 v. Chr.:

„Erkenne dein Selbst als den Besitzer des Wagens, deinen Körper als den Wagen, deinen Verstand als den Wagenlenker, das Denkprinzip als Zügel und deine Sinneswahrnehmungen als Pferde."

Durch regelmäßige Yogapraxis lernen Sie, Ihren Verstand zu lenken, sodass die unruhigen Pferde gezügelt werden und der Wagen in eine Richtung gelenkt wird, die Sie bewusst anvisieren. Das bedeutet, selbst „die Zügel in die Hand zu nehmen" und aktiv und selbstverantwortlich das eigene Leben zu gestalten.

Yoga versteht sich in seiner ursprünglichen Bedeutung als Geburtsrecht und Prozess für alle, die wirklich glücklich sein wollen. Regelmäßiges Praktizieren von Yoga hilft, sein Leben aktiv zu gestalten, den inneren und äußeren Frieden zu erleben, für sich selbst sowie in der Familie und Gemeinschaft.

1.3   Die verschiedenen Wege des Yoga

Die klassischen indischen Schriften nennen vier verschiedene Yogawege. Alle vier führen zum gleichen Ziel – der „Erleuchtung", also dem inneren Frieden. Je nach Veranlagung und Bedürfnis kann die Reise zu sich selbst entweder auf allen vier Wegen gleichzeitig oder auf nur einem einzelnen begonnen werden:

Jnana Yoga
Der Weg des Intellekts, des Verstandes und des Wissens. Hier werden philosophische Fragen gestellt und beantwortet, wie z. B.: „Wer bin ich? Woher komme ich? Wohin gehe ich? Was ist der Sinn des Lebens? Was ist Glück?" Meditation ist hier ein wesentlicher Bestandteil.

Karma Yoga

Der Weg des selbstlosen Handelns und Tuns. Dieser spirituelle Weg lehrt, das Schicksal als Chance zu begreifen und das eigene Ego aufzulösen, indem Dinge selbstlos und nicht nutzenorientiert getan werden.

Bhakti Yoga

Der Weg der bedingungslosen Hingabe und Liebe. Alles gedeiht in Liebe: Pflanzen, Tiere und Menschen. Es ist der Weg von der Toleranz über die Akzeptanz hin zur bedingungslosen universellen Liebe für alles und jeden.

Raja Yoga

Auch Königsweg genannt. Dieser Weg besteht aus acht Stufen, die sich wiederum aus verschiedenen Körper-, Atem- und Meditationsübungen zusammensetzen. Diese werden im Folgenden näher erläutert.

Der achtstufige Pfad des Patanjali

Der indische Gelehrte Patanjali war der Erste, der dem damaligen Yogawissen eine Struktur gab und in den Yogasutren den achtstufigen Weg niederschrieb. Schätzungen zufolge geschah dies im 2. Jahrtausend v. Chr. An seinem traditionellen Konzept orientierten sich seither fast alle Yogakonzepte.

Die ersten fünf Stufen beschreiben einen Weg, wie Sie den Geist indirekt beeinflussen können. So hängt zum Beispiel die Tiefe der Atmung mit dem seelischen Befinden zusammen und mittels der Körperübungen kann der Geist beruhigt werden. Sie kennen bestimmt das Gefühl, nach einem Sprint zum Bus ausgepowert zu sein. Das Herz schlägt Ihnen bis zum Hals und Sie bekommen kaum Luft. Aber den Bus erreicht zu haben und sich erschöpft in den Sitz sinken zu lassen, bringt eine wohltuende Entspannung mit sich. So ähnlich werden Sie es im Yoga erfahren. Eine direkte Beeinflussung des Geistes erfahren Sie über die letzten drei Stufen. Um überhaupt erst einmal in den Zustand der Meditation zu gelangen, muss der Geist darin geübt sein, sich von der Außenwelt zurückzuziehen und sich zu konzentrieren, um sich irgendwann mit seiner Umgebung im Einklang fühlen zu können.

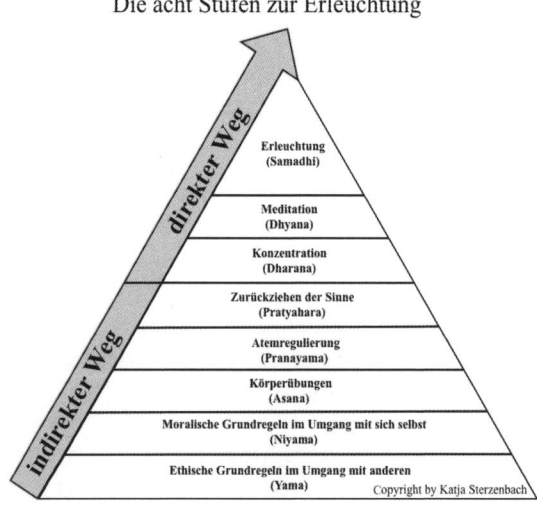

Die acht Stufen zur Erleuchtung

Abb. 2: Die 8 Stufen des Patanjali

Wie Yoga den Weg in den Westen fand

Swami Vivekananda (1863-1902), einem hinduistischen Mönch und Gelehrten sowie Schüler des Heiligen Ramakrishna, verdanken wir es, dass die indische Yogalehre den Weg in den Westen gefunden hat. Er sprach im Jahr 1893 als erster Hindu auf der Konferenz der Weltreligionen in Chicago, Illinois. Mit seiner Rede über das göttliche Potenzial, das in jedem Menschen, egal mit welcher Religion oder Hautfarbe, steckt, begeisterte er die Zuhörer und löste einen wahren „Indien-Boom" aus. Es war außerdem sein Anliegen, allen Menschen Zugang zu Bildung und Weiterentwicklung zu verschaffen und für jede Kreatur dieser Erde Gleichberechtigung zu erwirken.

Weitere bedeutende Lehrer, die Yoga in den Westen trugen, folgten: Sri Aurobindo (1872-1950), Paramahamsa Yogananda (1893-1952) und Swami Sivananda (1887-1963), um nur einige zu nennen.

Yoga im 20. Jahrhundert

Von der spirituellen Suche wegführend und die Körperlichkeit stärker in den Vordergrund rückend, entwickelte sich Yoga in den Sechzigerjahren in Europa. Erst um die Jahrtausendwende verlagerte sich der Schwerpunkt wieder zur Selbstfindung, und heute ist die Nachfrage nach einem ganzheitlichen Gesundheitsmanagement – so wie es das Business Yoga darstellt – gefragter denn je.

Ganz egal, welchen Weg Sie letztendlich gehen, entscheidend ist, mit wie viel Leidenschaft und Herzblut, Fokus und Regelmäßigkeit Sie Yoga praktizieren, denn Yoga findet weniger auf der Matte, sondern vielmehr im Herzen statt.

2. Die hohe Kunst des Business Yoga

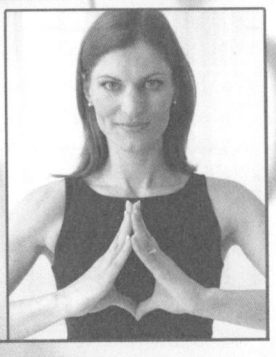

Sind Sie Mitarbeiter eines Unternehmens oder gar Inhaber einer eigenen Firma? Sind Sie sich bewusst, dass Sie ein Teil vom Herz des Unternehmens sind und somit der Erfolg des Unternehmens auch von Ihnen abhängt? Fühlen Sie sich leistungsstark und zufrieden? Oder überwiegt manchmal das Gefühl des „Ausgebranntseins" und der Lustlosigkeit? Ganz egal, wie Sie sich zurzeit fühlen, das regelmäßige Praktizieren der Business-Yoga-Übungen wird Sie dabei unterstützen, die täglichen Herausforderungen des Berufs- und Privatlebens zu meistern und den Anforderungen der immer schnelllebiger werdenden Businesswelt gerecht zu werden.

2.1   In vier Stufen zur „Erleuchtung"

Business Yoga, so wie ich es in diesem Buch für Sie konzipiert habe, orientiert sich am Königsweg, dem Raja Yoga, dem achtfachen Pfad nach Patanjali. Den Anforderungen der modernen Arbeitswelt Rechnung tragend, habe ich die acht Stufen vereinfacht, indem ich sie in vier Stufen zusammengefasst und somit gezielt an die Bedürfnisse von Büroangestellten und Führungskräften angepasst habe. Es ist ein Weg der aktiven Gesundheitsvorsorge, der immer und überall praktiziert werden kann.

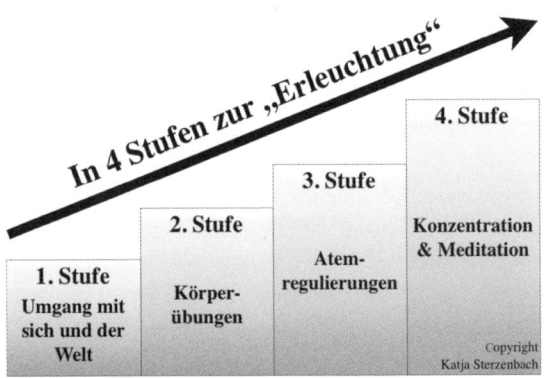

Abb. 3: Die vier Stufen des Business Yoga

1. Stufe: Der Umgang mit sich und der Welt

Bevor Sie mit den Körperübungen beginnen, gilt es, sich mit zehn moralischen und ethischen Grundregeln des menschlichen Miteinanders auseinanderzusetzen (im klassischen Yoga auch Yama und Niyama genannt). Denn wie beim Hausbau ist das Ergebnis abhängig von der Qualität der Bausubstanz. So sind Wertschätzung anderen und sich selbst gegenüber sowie Selbstreflexion nicht nur Grundlagen für Ihr Denken, Agieren und Reagieren, sondern auch Vorbereitung auf die darauffolgenden Stufen. Lassen Sie sich in Ihrem Denken und Handeln von folgenden Regeln leiten:

Umgang mit anderen:
- Gewaltlosigkeit, Wahrheit, nicht stehlen, maßvolles Handeln und dennoch Großzügigkeit

Umgang mit sich selbst:
- Reinheit, heitere Gelassenheit, Disziplin, Selbststudium und Selbstvertrauen

2. Stufe: Körperübungen (Asanas)

Bestimmt kennen Sie auch diese Bilder: Menschen stehen auf dem Kopf oder verrenken ihre Gliedmaßen auf ungesund aussehende Weise. „Das ist Yoga!", denken Sie dann vielleicht. Diese „Verrenkungen", die Asanas (Körperübungen), sind jedoch nur ein kleiner Bestandteil des Yoga – aber von großer Bedeutung für die Beruhigung Ihres Körpers, die sich wiederum auf Ihren Geist auswirkt.

3. Stufe: Atemregulierung (Pranayama)

„Der Atem ist Lebenskraft. Das Leben beginnt mit dem ersten Atemzug und endet mit dem letzten Atemzug", so Yogi Bhajan. In jedem Atemzug steckt Sauerstoff, der für alle Stoffwechselvorgänge wichtig ist. Die tagtäglichen beruflichen Anforderungen wirken sich auf den automatisch ablaufenden Atemvorgang aus, und ohne dass Sie es bewusst wahrnehmen, atmen Sie nur noch in den Brustkorb. Aber nur dann, wenn Sie tief in den Bauch ein- und ausatmen, sodass Ihr Zwerchfell die inneren Bauchorgane nach unten zusammendrückt, wird Ihr Körper ausreichend mit Sauerstoff versorgt. So können Sie Ihre Leistungsfähigkeit erhalten bzw. noch steigern. Üben Sie bewusst zu atmen: Die Kontrolle und Regulierung des Atmens ist die Voraussetzung für die Konzentration und Meditation.

4. Stufe: Konzentration und Meditation

Es ist schwierig, Meditation zu „lehren". Sie kann mit dem Schlaf verglichen werden, der von selbst kommt und nur von Ihnen selbst erfahren werden kann. Meditation bedeutet nicht einfach, sich nur hinzusetzen und nichts zu tun. Meditation ist ein Daseinszustand. Im Zustand der Meditation befinden Sie sich in der Rolle des Beobachters und lenken Ihre Aufmerksamkeit nach innen. Sie lernen, die Dinge so zu sehen, wie sie wirklich sind, und nicht, wie sie zu sein scheinen oder gar wie Sie sie gern haben wollen. Sie akzeptieren sie in ihrem Sein. Lernen Sie, dass Ihr Geist nur Ihr Diener ist und nicht Ihr Meister. Wenn Sie dies einmal geschafft haben, wird Sie das Gefühl von unendlicher Glückseligkeit erfassen.

Die vier Stufen des Business Yoga bauen aufeinander auf. Jede Stufe hat ihren eigenen Wert und ist unerlässlich. Im Umgang mit sich und der Welt, den Asanas, Pranayama und der Meditation liegt der Schlüssel zu einem ausgeglichenen Berufs- und Privatleben verborgen.

2.2 Ganzheitliches Gesundheitsmanagement mit Business Yoga

Die Weltgesundheitsorganisation (WHO) bezeichnet die Gesundheit als einen Zustand des vollständigen körperlichen, geistigen und sozialen Wohlergehens und nicht einfach als das bloße Fehlen von Krankheit oder Gebrechen. Mit Business Yoga haben Sie ein wertvolles Werkzeug an der Hand, mit dem Sie in diesem ganzheitlichen Sinne selbstverantwortlich Ihre eigene Gesundheit erhalten und stabilisieren können.

Seien Sie Meister, nicht Sklave Ihrer Arbeit

Falls Sie Sportler sind, wissen Sie: Wenn Sie regelmäßig trainieren und Ihre Regenerationsphasen einhalten, sind Sie leistungsfähiger und stressresistenter. Im Beruf, vor allem im Angestelltenverhältnis, gibt es jedoch kaum Gelegenheiten, sich den Arbeitsalltag nach den eigenen Bedürfnissen oder sogar nach dem eigenen Biorhythmus einzuteilen. So wird oft auf Kosten der eigenen Ressourcen gearbeitet, die Stressfalle schlägt zu, und meist schleichend beginnt die Gefahr des „Ausbrennens".

Gegen Burn-out

Dem aktuellen BKK-Gesundheitsreport von 2010 zufolge steigen die Krankschreibungen aufgrund psychischer Leiden nach wie vor. In den ersten beiden Monaten 2010 lag die Steigerungsrate bei rund elf Prozent. Mittlerweile ist jede zehnte Krankschreibung auf psychische Diagnosen zurückzuführen. Die Ausfallzeiten sind langwierig und liegen mit 33 Krankheitstagen weit über dem Durchschnitt (Herz-Kreislauf-Erkrankungen: 19 Tage; Rückenleiden: 20 Tage). Die Gründe für die langen Fehlzeiten liegen in den verschiedensten körperlichen und psychischen Symptomen, die oft erst sehr spät ernst genommen werden. Diese reichen von anhaltenden Erschöpfungs- und Angstzuständen, Depressionen, Konzentrations- und Schlafstörungen, Magen-Darm-Problemen bis hin zu Herzbeschwerden bzw. Herzinfarkt. Falls Ihnen irgendetwas davon bekannt vorkommt, nehmen Sie es ernst, lesen Sie weiter und probieren Sie folgende Übung:

> **Probieren geht über Studieren**
> Schließen Sie die Augen und atmen Sie tief ein und aus. Machen Sie 10 langsame, tiefe Atemzüge. Bereit? Dann mal los!

Und, wie war es?

Konnten Sie sich bis zum Schluss auf Ihre Atmung konzentrieren? Kann es sein, dass Ihre Gedanken wie ungezähmte Affen wild hin und her gesprungen sind? Klar, dass so ein unruhiger Geist nicht hilfreich ist, um produktiv und stressfrei arbeiten zu können. Was Sie konkret dagegen tun können, erfahren Sie ab Kapitel 3.

Wie wirkt Business Yoga?

Allgemein konnte nachgewiesen werden, dass die körperliche und geistige Gesundheit durch Reflexion, körperliche Bewegung, bewusste Atmung sowie Konzentration und Meditation positiv beeinflusst und verbessert werden kann. Zwar ist das alles kein Ersatz für die Schulmedizin, gilt jedoch als sinnvolle Ergänzung.

Physiologische Wirkungen:
- Senkung des Bluthochdrucks und der Herzfrequenz
- Verbesserung der Durchblutung
- Erhöhung der Beweglichkeit in den Gelenken
- Verbesserung der Muskulaturentspannung
- Steigerung der Muskelkraft

- Linderung von Rückenschmerzen
- Steigerung der Lungenfunktion
- Anregung der Verdauung
- Reduzierung des Körpergewichts
- Senkung des Blutzuckerspiegels

Psychische Wirkungen:
- Zunahme der Konzentrations- und Merkfähigkeit
- Stärkung des Selbstvertrauens und der Zufriedenheit
- Steigerung der emotionalen Ausgeglichenheit
- Verbesserung der Stresstoleranz
- Steigerung der Geselligkeit

Business Yoga als ganzheitliches Gesundheitsmanagement verbessert sowohl die körperliche als auch die *geistige Gesundheit. Es senkt die Ausfallzeiten durch stressbedingte Krankheiten, erhöht die allgemeine Leistungsfähigkeit, steigert die Motivation zur Arbeit, entfaltet die eigene Kreativität und Intuition, erhöht die körperliche und geistige Flexibilität und sorgt für eine langfristige und nachhaltige Stressbewältigung durch die Steigerung von Achtsamkeit.*

2.3 Bevor es losgeht …

Das Business-Yoga-Konzept habe ich für Menschen mit vollen Terminplänen entwickelt. Die Übungen sind effektiv und erzielen in kürzester Zeit einen maximalen Effekt. Sie müssen sich nicht einmal umziehen, sondern lediglich schnell aus den Schuhen schlüpfen und sich gegebenfalls der Krawatte entledigen. Die Übungen können Sie überall und jederzeit durchführen: Sie bieten Ihnen die einzigartige Möglichkeit, schon während der Arbeit Stress und Spannungen abzubauen und neue Energie zu tanken.

Nützliche Tipps für die erfolgreiche Umsetzung
- Machen Sie mindestens eine der in diesem Buch beschriebenen Übungen zu Ihrer neuen Gewohnheit.
- Verpflichten Sie sich selbst (mit einem schriftlichen Vertrag und einem selbst ausgewählten Ritual), diese Übung in den folgenden 30 Tagen täglich durchzuführen. Zur Selbstkontrolle legen Sie ein Erfolgsbüchlein an, in dem Sie jeden Tag Ihren Fortschritt notieren können.
- Markieren Sie die folgenden 30 Tage in Ihrem Kalender mit einem Leuchtstift. Dieser erinnert Sie täglich an Ihren „Weg zur Erleuchtung".
- Suchen Sie sich jemanden im Kollegen- oder Familienkreis, der Sie in Ihrem Vorhaben unterstützt. Sie können sich dabei auch gerne an mich und meine Kollegen wenden: info@katjasterzenbach.com.
- Verbinden Sie Ihre neue Gewohnheit – die Übung – mit einer alten. So können Sie beispielsweise auf dem Weg zum Kaffeeautomaten die Geh-Meditation anwenden.
- Lüften Sie den Raum, bevor Sie mit Business Yoga beginnen.
- Schalten Sie die Telefone aus.
- Üben Sie vor der Mahlzeit.
- Üben Sie wohldosiert und regelmäßig.
- Achten Sie während der Ausführung der Übungen auf Ihre Gedanken. Erinnern Sie sich an das Bild des Güterzugs? Der Umgang mit Ihren Gedanken ist entscheidend. Sobald Sie merken, dass ein Gedanke Sie nicht mehr loslässt, richten Sie Ihre Aufmerksamkeit wieder auf Ihre Atmung.

- Belohnen Sie jeden kleinen Fortschritt mit Ihrem schönsten Lächeln für sich selbst. So vertreiben Sie die Anstrengung und erreichen schließlich ein Gefühl der Leichtigkeit – jeden Tag aufs Neue.

Achten Sie während der Ausführung der Übungen auf Ihre Gedanken. Erinnern Sie sich an das Bild des Güterzugs. Dass Sie Gedanken haben, ist ganz normal. Der Umgang mit ihnen ist entscheidend. Sobald Sie merken, dass Sie in einem Gedanken „baden", richten Sie Ihre Aufmerksamkeit wieder auf Ihre Atmung.

Business-Yoga erfüllt die Anforderungen eines modernen und ganzheitlichen Gesundheitsmanagements: Selbstverantwortung und bewusstes Wahrnehmen der Zusammenhänge von Körper, Geist und Seele – gesunder Egoismus, der guttut.

3. Energie schöpfen in einer Minute

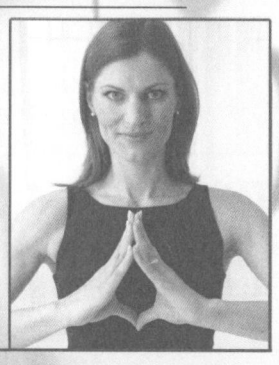

Wie denke ich über Gewalt?

Welche Körper- und Atem-übungen helfen mir sofort?

Wie kann ich sofort entspannen?

In diesem Kapitel lernen Sie, wie Sie jeweils binnen einer Minute die einzelnen Stufen erklimmen können. Durch reflektiertes Verhalten und die Verbindung von Körperbewegung, Atmung und Konzentration bzw. Meditation entfaltet sich die ganzheitliche Wirkung von Business Yoga. Schenken Sie sich selbst ein besseres Wohlbefinden – sofort.

3.1 Stufe 1: Der Umgang mit sich und der Welt

Ein hervorragender Einstieg in die erste Stufe ist das Nachdenken über den Umgang mit dem Thema Gewaltlosigkeit. In der Yogalehre ist mit dem Begriff Gewaltlosigkeit nicht nur die körperliche Gewalt gemeint, sondern auch dass andere Menschen weder durch Worte noch Gedanken verletzt werden. Ganz ehrlich: Wann haben Sie das letzte Mal einen Kollegen (wenn auch nur gedanklich) verurteilt, weil er oder sie nicht Ihren äußerlichen Anforderungen entsprochen hat oder anderer Meinung war als Sie selbst? Negative Bewertungsmuster und ablehnende Ausstrahlung sind das Ergebnis. Wenn Sie sich näher mit Ihrem Gegenüber auseinandersetzen, werden Sie feststellen, dass der andere Mensch oft nur Ihr eigenes Bild widerspiegelt und Sie somit auf Ihre eigenen Unzulänglichkeiten aggressiv oder ablehnend reagieren. Letztendlich stehen also Sie selbst im Mittelpunkt aller Betrachtungen.

Jeder Mensch hat seine eigene Geschichte: Sie werden *erstaunt sein, welch interessante Persönlichkeiten Sie entdecken, wenn Sie sich selbst, Bekannten oder Fremden offen gegenübertreten.*

3.2 Stufe 2: Asanas im Stehen und im Sitzen

Eine Asana ist keine Körperhaltung, die man mechanisch einnimmt. Sie beinhaltet einen achtsamen Prozess, an dessen Ende Gleichgewicht zwischen Bewegung und Widerstand steht.

B.K.S. Iyengar

Im Folgenden lernen Sie Übungen kennen, die Sie sofort ausprobieren können und die im gleichen Augenblick der Ausübung ihre wohltuende Wirkung entfalten. Sie können nichts falsch machen, solange Sie sich zu nichts zwingen.

Heftspanner (Abb. 4, 5)

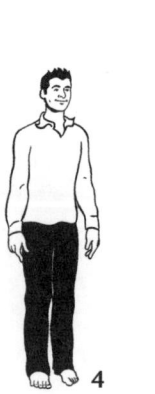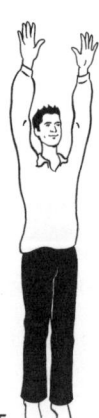

So geht's

Stehen Sie gerade und fixieren Sie den Blick auf Augenhöhe an der Wand (4). Strecken Sie beim Einatmen die Arme nach oben über den Kopf und lösen Sie gleichzeitig die Fersen vom Boden (5). Senken Sie bei der Ausatmung die Arme und Fersen wieder. Achten Sie dabei darauf, dass Atmung und Bewegung synchron sind.

Variation für Profis: Machen Sie diese Übung mit geschlossenen Augen.

Das bringt's

Stärkt die Beinmuskulatur, insbesondere die Flexibilität der Fußgelenke, und schult Gleichgewicht und Koordination.

Work-Life-Balance (Abb. 6, 7)

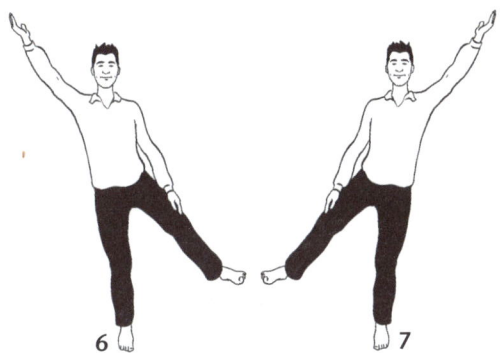

6   7

So geht's

Heben Sie aus dem Stand gleichzeitig den linken Arm und das rechte Bein zur Seite an **(6)**. Halten Sie diese Position vier Atemzüge lang. Alternativ können Sie die Übung auch dynamisch ausführen, indem Sie beim Einatmen Arm und Bein heben und beim Ausatmen beide wieder senken. Führen Sie die gleiche Wiederholungsanzahl mit der anderen Seite aus **(7)**.

Das bringt's

Fördert das Gleichgewicht und bringt Gelassenheit in stressigen Situationen.

Twist

So geht's

Setzen Sie sich auf die vordere Kante Ihres Stuhls. Nehmen Sie beide Arme auf Schulterhöhe und verhaken Sie die Finger vor der Brust. Atmen Sie ein und mit der Ausatmung drehen Sie sich nach links. Der linke Ellenbogen zieht nach hinten. Atmen Sie hier ein. Mit dem Ausatmen drehen Sie sich nun nach rechts und der rechte Ellenbogen zieht nach hinten. Halten Sie während der Übung die Schulter-Nacken-Muskulatur entspannt.

Das bringt's

Mobilisierung der Wirbelsäule, Anregung des Stoffwechsels sowie Massage der inneren Organe.

Bleistift (Abb. 8, 9)

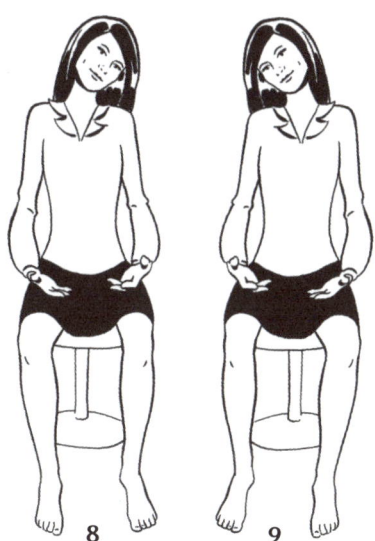

8   9

So geht's

Sie sitzen auf der vorderen Kante Ihres Stuhls und legen die Hände mit den Handinnenflächen nach oben in den Schoß. Neigen Sie nun mit der Ausatmung den Kopf in Richtung linke Schulter, ohne dass Ihr Oberkörper sich mit zur Seite neigt (8). Verweilen Sie zwei Atemzüge lang und wechseln Sie dann die Seite (9).

Mein Tipp: Bevor Sie zur anderen Seite wechseln, vergleichen Sie beide Seiten miteinander und lassen Sie den Unterschied wirken.

Das bringt's
Verhilft sofort zu einem entspannten Nacken und
stärkt Ihre Nerven.

Stuhl-Boogie

So geht's
Setzen Sie sich auf die vordere Kante Ihres Stuhls. Legen
Sie die Hände auf die Knie. Beginnen Sie nun, mit dem
Oberkörper zu kreisen. Am leichtesten funktioniert es,
wenn Sie einatmen, während Sie nach vorne kreisen, und
ausatmen, während Sie nach hinten kreisen. Drehen Sie
dreimal nach rechts und dreimal nach links.

Das bringt's
Die Rotationsbewegung unterstützt die Funktion der
Nieren und fördert die Beweglichkeit sowie die Locke-
rung der gesamten Wirbelsäule.

Fuß-Zirkel

So geht's
Setzen Sie sich aufrecht auf Ihren Stuhl. Greifen Sie mit
den Händen unter den Sitz und richten Sie den Oberkörper auf. Heben Sie Ihr Brustbein an und saugen Sie
den Bauchnabel in Richtung Wirbelsäule ein. Heben
Sie nun beide Beine vom Boden und strecken Sie sie
nach vorn. Kreisen Sie mit beiden Fußgelenken achtmal nach rechts und achtmal nach links.
Mein Tipp: Bei Rückenproblemen heben Sie abwechselnd die Beine. So mindern Sie die Belastung Ihrer
Bandscheiben.

Das bringt's
Diese Übung lockert die Fußgelenke und unterstützt die Aufrichtung im Oberkörper. Sie fördert gleichzeitig die Durchblutung in den Beinen und mobilisiert müde Füße.

Ob nun regelmäßig praktiziert oder als „Notfallpflaster" im Akutzustand – diese Übungen verhelfen Ihnen zu einem sofortigen körperlichen Wohlbefinden.

3.3 Stufe 3: Pranayama

Fließt der Atem, fließen auch die Gedanken; ruht der Atem, so ruhen auch sie.

Hatha-Yoga-Pradipika II, 2

Wussten Sie, dass der Mensch circa 25.000 Mal am Tag ein- und ausatmet? Und wie oft davon atmen Sie bewusst ein und aus? Nehmen Sie die folgenden Übungen zum Anlass, mal wieder langsam und mit voller Aufmerksamkeit Sauerstoff zu tanken.

Vierer-Atmung

So geht's
Setzen Sie sich aufrecht und gerade auf einen Stuhl. Behalten Sie den Sekundenzeiger Ihrer Uhr im Blickfeld und atmen Sie nun eine Minute lang maximal viermal tief ein und aus. Sie können das Ganze auch mit geschlossenen Augen durchführen. Dann stellen Sie sich am besten Ihren Handywecker. Vermeiden Sie

dabei das Gefühl, gleich zu ersticken oder nach Luft schnappen zu müssen.

Das bringt's

Sofortige Entspannung und höhere Versorgung mit Sauerstoff. Ein kurzer und effizienter Urlaub im Büro ohne Reisekosten.

Biene Maja

So geht's

Setzen Sie sich aufrecht und gerade auf Ihren Stuhl. Die Hände können dabei ganz entspannt im Schoß liegen. Lassen Sie Ihren Mund und Ihre Lippen sanft geschlossen. Atmen Sie ein und beginnen Sie bei der Ausatmung leise und sanft zu summen wie eine Biene. Spüren Sie dabei das leichte Kribbeln im Kehlkopf sowie zwischen den Lippen.

Das bringt's

Das Bienensummen ist optimal am Morgen oder vor einer wichtigen Rede. Es stimuliert die Stimmbänder, erfrischt so Ihre Stimme und lässt Sie sicherer und klarer in der Aussprache werden.

Chef-Atmung

So geht's

Setzen Sie sich aufrecht und gerade auf Ihren Stuhl. Legen Sie die Hände mit gespreizten Fingern auf die Knie. Atmen Sie durch die Nase ein und schauen Sie beim Ausatmen nach oben, lehnen Sie sich leicht nach vorne, strecken Sie die Zunge weit heraus und stoßen Sie einen lauten Aaah-Laut aus (brüllen Sie wie ein Löwe). Lassen Sie dabei alle Spannung los. Schließen Sie danach einen Moment lang Ihre Augen und lassen Sie die Übung auf sich wirken. Wiederholen Sie die Chef-Atmung, oder auch klassisch Löwenatmung genannt, noch zwei- bis dreimal.

Mein Tipp: Es ist gut, wenn Sie ein Einzelbüro haben und niemand in Ihrer Nähe ist. Sonst könnte diese Übung auf Ihre Umgebung sehr erheiternd wirken.

Das bringt's
Diese Atmung eignet sich hervorragend, um sofort und ganz schnell Spannung und Ärger abzubauen. Gleichzeitig werden Blockaden im Kehlbereich gelöst und die Stimme wird gekräftigt. Viel Spaß beim Brüllen!

Gorilla

So geht's
Stehen oder sitzen Sie aufrecht. In der ersten Runde atmen Sie tief ein und lassen Sie mit der Ausatmung ein sanftes Aaaaahhh aus Ihrer Kehle strömen. In der zweiten Runde ballen Sie die Fäuste und trommeln bzw. klopfen sanft mit der nächsten Ausatmung und dem Ausstoßen des Aaaaahhh gegen Ihren Brustkorb. Spüren Sie die Vibrationen in Ihrer Stimme?

Das bringt's
Besonders empfehlenswert vor wichtigen Gesprächen oder Auftritten. Aktiviert auch Ihre Thymusdrüse, die

unter anderem für die Stärkung des Immunsystems verantwortlich ist.

 Regelmäßige Atemübungen vermindern das Schlafbedürfnis und sind natürliche Energie-Gewinner. Denn durch die tiefe Atmung wird der Organismus mit mehr Sauerstoff versorgt und mit Lebensenergie (Prana) betankt. Vergessen Sie Red Bull und Kaffee!

3.4 Stufe 4: Konzentration und Meditation

Meditation ist ein Abenteuer. Es geht darum, herauszufinden, wer man eigentlich ist. Es geht um Dimensionen und Werte in meinem Leben – nicht um Ziele oder darum, wohin sie einen bringen. Es gibt kein Dort – es gibt nur Hier.

Jon Kabat-Zinn

Meditieren macht gesund und glücklich, denn der meditative Zustand führt Sie in eine vollkommene Ruhe, in der Glückshormone ausgeschüttet und Ihre Selbstheilungskräfte aktiviert werden. Meditieren heißt nichts anderes, als bewusst wahrzunehmen und aufmerksam zu sein. Es ist ein Prozess, der Zeit und Übung braucht. Probieren Sie doch einfach mal die folgenden Übungen.

One minute

So geht's
Schauen Sie auf den Sekundenzeiger Ihrer Uhr. Schließen Sie nun die Augen. Nach einer gefühlten Minute öffnen Sie wieder Ihre Augen und überprüfen Sie die Zeit. Haben Sie es geschafft, eine Minute innezuhalten?

Das bringt's
Diese eine Minute ist ein einfacher kleiner Stresstest. Damit können Sie selbst überprüfen, wie ruhig und gelassen Sie sind oder ob es Zeit wird für eine längere Pause.

E-Mail-Meditation

So geht's
Bei der nächsten E-Mail, die Sie empfangen werden, halten Sie kurz inne. Konzentrieren Sie sich auf sich selbst und atmen Sie dreimal tief ein und langsam wieder aus. Erst dann öffnen Sie die E-Mail, und während des Lesens bleiben Sie in Ihrer tiefen Atmung. Achten Sie darauf, dass die Ausatmung doppelt so lang dauert wie die Einatmung.

Das bringt's
Egal was die E-Mail beinhaltet, Sie bleiben ruhig und gelassen. Besonders empfehlenswert bei E-Mails von „unbeliebten" Absendern. Sie können es auch beim Öffnen der normalen Post, z. B. vom Finanzamt, ausprobieren.

Drittes Auge

So geht's
Setzen Sie sich aufrecht und gerade auf Ihren Stuhl. Schließen Sie kurz die Augen und fühlen Sie den Punkt an der Nasenwurzel zwischen Ihren beiden Augenbrauen („Drittes Auge"). Befeuchten Sie nun die Fingerspitze Ihres Zeigefingers und tippen Sie kurz auf Ihr „Drittes Auge". Dann schließen Sie erneut Ihre Augen und fokussieren wieder diesen Punkt. Spüren Sie den Unterschied gegenüber dem ersten Mal?
Mein Tipp: Nutzen Sie auch hier die moderne Technik und stellen Sie Ihren Handywecker auf eine Minute.

Das bringt's
Diese Konzentration aktiviert die Hypophyse, die Zentrale Ihres Hormonsystems, auch Hirnanhangsdrüse genannt. Diese Stelle ist auch dafür verantwortlich, dass die Intuition, unsere innere Stimme, gestärkt wird. Machen Sie diese Übung also am besten vor einer schwierigen Entscheidung.

Office-Brise

So geht's
Stellen oder setzen Sie sich aufrecht hin. Entspannen Sie Ihre Schultern und legen Sie eine Hand auf Höhe Ihres Bauchnabels. Beginnen Sie, bis vier zu zählen, und atmen Sie gleichzeitig so tief ein, dass sich Ihr Bauch nach vorn gegen Ihre Hand wölbt. Halten Sie für eine Sekunde inne und zählen ausatmend bis sechs. Halten Sie wieder kurz inne, bevor Sie die nächste

Runde einatmend beginnen. Wiederholen Sie diese Übung fünfmal.

Das bringt's
Bringt sofortige Entspannung und trainiert gleichzeitig das Zwerchfell, Ihren wichtigsten Atemmuskel. Durch das tiefe Einatmen, durch das sich das Zwerchfell wie ein auf dem Kopf stehender Regenschirm nach unten spannt, werden die Bauchorgane zusammengedrückt und der Stoffwechsel wird angeregt.

Wer heute neue Energie innerhalb einer Minute *gewinnen kann, ist deutlich im Vorteil. Die Leistungsfähigkeit bleibt nicht nur erhalten, sondern wird gleichzeitig langfristig gestärkt – damit Sie auch morgen noch kraftvoll und lächelnd in Ihren Berufsalltag starten können.*

4. Fit und entspannt in 5-10 Minuten

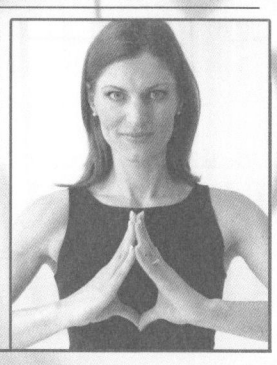

Was hilft mir, zufriedener zu werden?
Seite 43

Welche Körper- und Atem-
übungen kann ich in der
Kaffeepause machen?
Seite 44

Wie kann ich meine Konzen-
trationsfähigkeit steigern?
Seite 57

Etwas mehr Zeit brauchen Sie für die Übungen des folgenden Kapitels. Am besten nehmen Sie sich eine zehnminütige Pause vor dem Mittagessen, sodass Sie die Wirkung bewusster wahrnehmen können.

4.1 Stufe 1: Der Umgang mit sich und der Welt

Wie gehen Sie mit sich selbst um? Welche inneren Dialoge führen Sie? Halten Sie einen Augenblick inne und nehmen Sie, bevor Sie die nächste Übung machen, Ihr Grundgefühl wahr.

Heitere Gelassenheit ist die Grundeinstellung, die Ihnen hilft, nicht alles so ernst zu nehmen und auch mal über sich selbst schmunzeln zu können. Die Heiterkeit liegt in der Natur des Menschen. Oder haben Sie sich schon einmal, als es Ihnen so richtig gut ging, nach einem Tief gesehnt? Heitere Gelassenheit ist Bedürfnis und Fähigkeit zugleich.

> **Übung**
> Nehmen Sie sich 10 Minuten Zeit und schreiben Sie auf, was Sie heute bzw. jetzt alles tun können, um das Gefühl von heiterer Gelassenheit spüren zu können. Machen Sie sich eine Liste von mindestens 20 Dingen. Auch wenn es zu Beginn scheinbar schwer ist, es sind oft die kleinen Dinge, die unsere Heiterkeit erwecken.

Sicherlich kennen Sie die Aussage: Nur wenn du dich selbst liebst, kannst du andere lieben. Darin steckt viel Wahrheit. Wenn Sie noch immer hoffen bzw. glauben, dass andere Menschen für Ihr Glücksgefühl oder Ihre derzeitige Situation verantwortlich sind, dann wird es

Zeit, dass Sie mehr Verantwortung für Ihr eigenes Leben übernehmen. Das Glück wohnt in Ihnen, machen Sie es sich bewusst und genießen Sie jeden Tag, egal was passiert.

4.2 Stufe 2: Asanas im Stehen und im Sitzen

Asanas sollen gleichermaßen die Qualitäten Stabilität und Leichtigkeit haben.

Patanjalis Yoga Sutras II, 46

Gesundheit im ganzheitlichen Sinn ist unter anderem auch von der Muskelstärke, Flexibilität und dem Körperbewusstsein abhängig. Alle drei Aspekte werden in den folgenden Übungen berücksichtigt.

Hang loose

So geht's
Stellen Sie sich aufrecht hin und lassen Sie die Arme locker seitlich am Körper hängen. Atmen Sie ein, drehen Sie die Handinnenflächen nach oben und führen Sie die Arme im Halbkreis über den Kopf, sodass sich die Handinnenflächen berühren können. Mit der Ausatmung drehen Sie die Handinnenflächen wieder nach außen und bringen die Arme den gleichen Weg zurück. Beugen Sie sich gleichzeitig so weit nach unten, wie es Ihnen möglich ist. Lassen Sie nun Ihre Arme locker wie zwei gefüllte Wasserschläuche und Ihren Kopf hängen. Halten Sie die Beine gestreckt. Spüren Sie die Rücksei-

te Ihrer Beine und geben Sie mit jedem Ausatmen mehr nach. Genießen Sie das Gefühl der Dehnung und des Loslassens. Bleiben Sie beliebig lang in dieser Position. Wenn Sie die Übung beenden, achten Sie unbedingt darauf, dass Sie nur ganz langsam wieder nach oben kommen, sodass das Blut langsam aus dem Kopf zurückfließen kann.

Mein Tipp: Wenn Sie Probleme im unteren Rücken verspüren, beugen Sie die Knie oder legen sich ein dickes Buch zwischen Bauch und Oberschenkel. Diese Haltung ist die sanftere Variante.

Das bringt's
Dehnt die Muskeln der gesamten Körperrückseite und fördert die Durchblutung des Kopfes. Die Denkfähigkeit wird angeregt.

Wichtiger Hinweis:
Führen Sie diese Übung auf keinen Fall durch bei Wirbelsäulenbeschwerden, wie z. B. einem Bandscheibenvorfall, bei zu hohem Augeninnendruck, Netzhautablösung und hohem Blutdruck.

Baum

So geht's
Stellen Sie sich aufrecht hin und lassen Sie die Arme locker seitlich am Körper hängen. Verlagern Sie nun Ihr Gewicht auf den rechten Fuß (die Schuhe haben Sie vorher ausgezogen). Legen Sie die linke Fußsohle an die Innenseite Ihres rechten Unterschenkels auf Wadenhöhe. Die Hände können Sie in die Gebetshaltung vor die

Brust oder wie ein V geöffnet nach oben nehmen. Fokussieren Sie einen Punkt auf Augenhöhe und atmen Sie tief und langsam in Ihren Bauch ein und aus. Halten Sie diese Position circa zwei Minuten und spüren Sie Ihre Fußmuskulatur. Wechseln Sie dann das Bein.

Das bringt's
Verbessert Ihren Gleichgewichtssinn und stärkt die gesamte Muskulatur Ihrer Füße und Beine.

Katze und Maus (Abb. 10)

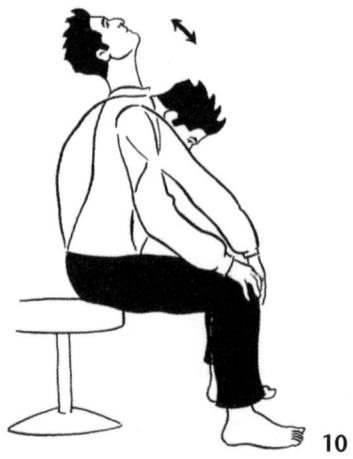

10

So geht's
Sie sitzen auf der vorderen Kante Ihres Stuhls. Die Füße sind unterhalb der Knie aufgestellt und die Hände liegen auf den Knien. Beim Einatmen legen Sie Ihren Kopf in den Nacken und schieben das Brustbein zur

Sonne nach oben. Beim Ausatmen bewegen Sie sich in die Gegenrichtung, indem Sie den Kopf zur Brust senken und den Rücken rund ziehen **(10).** Wiederholen Sie diese Abfolge nach Belieben und achten Sie auf die korrekte Atmung.

Das bringt's:
Mobilisiert die Wirbelsäule und Bandscheiben. Lockert und entspannt, besonders in oder nach langen Meetings.

Schreibtischtanz (Abb. 11, 12)

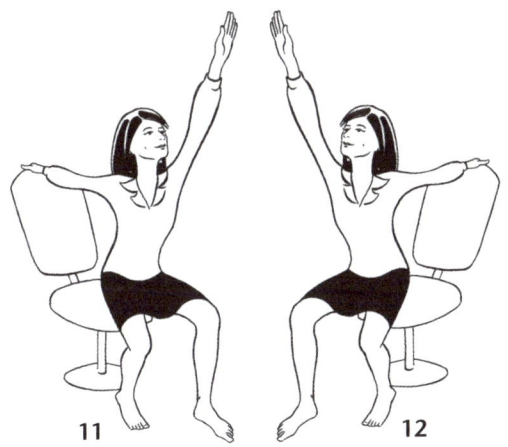

So geht's
Sie sitzen auf der vorderen Kante Ihres Stuhls. Der linke Fuß ist etwas weiter vorn, der rechte etwas weiter hinten aufgestellt **(11).** Die rechte Hand liegt auf der obe-

ren Kante der Stuhllehne. Beim Einatmen heben Sie nun den linken Arm senkrecht gestreckt nach oben. Halten Sie die Position für die Dauer eines Atemzugs. Beim Ausatmen senken Sie den linken Arm und lösen den rechten vom Stuhl. Wechseln Sie dann die Seite (12).
Für Profis: Halten Sie die Position zehn Atemzüge lang und wechseln Sie dann die Seite.

Das bringt's
Kräftigt die Rücken- und Armmuskeln und löst vor allem Verspannungen im Schulter- und Rückenbereich. Fördert gleichzeitig die Kreativität.

Büroklammer (Abb. 13, 14)

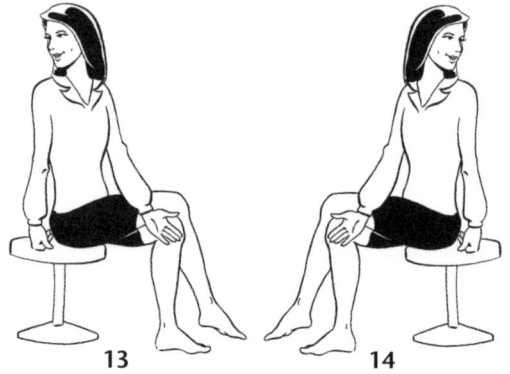

13   **14**

So geht's
Sie sitzen auf der vorderen Kante Ihres Stuhls. Der Rücken ist gerade aufgerichtet. Schlagen Sie das linke Bein über das rechte. Legen Sie Ihre rechte Hand mit

der Oberfläche an die Außenseite des linken Knies und die linke Hand an Ihr Kreuzbein. Drehen Sie sich beim Ausatmen so weit Sie können nach links **(13)**. Verweilen Sie hier für vier Atemzüge und kommen Sie beim Einatmen wieder zurück in die Ausgangsposition. Wechseln Sie anschließend die Seite **(14)**.

Das bringt's
Mehr Flexibilität und Beweglichkeit der Wirbelsäule. Sehr gut gegen Verdauungsprobleme und nervliche Anspannung.

Boot

So geht's
Setzen Sie sich so auf Ihren Stuhl, dass Sie die Beine lang nach vorn ausstrecken können. Atmen Sie ein, ziehen Sie dabei den Bauchnabel leicht nach innen und stabilisieren sich. Verschränken Sie die Arme vor der Brust. Beim Ausatmen heben Sie gestreckt die Beine vom Boden. Achten Sie dabei darauf, dass Sie die Spannung im Bauch halten. Bleiben Sie in dieser Position für 6 Atemzüge. Als Ausgleich machen Sie anschließend die Katze-Maus-Bewegung.
Mein Tipp: Bei Rückenproblemen heben Sie abwechselnd die Beine. So mindern Sie die Belastung auf Ihre Bandscheiben.

Das bringt's
Kräftigt hauptsächlich die Rumpfmuskulatur und fördert das Gleichgewicht.

Bürogruß (**Abb. 15-23**)

Besonders geeignet am Morgen ist der Bürogruß, allgemein als Sonnengruß bekannt. Nutzen Sie die Zeit, während der Computer hochfährt, und aktivieren Sie sich.

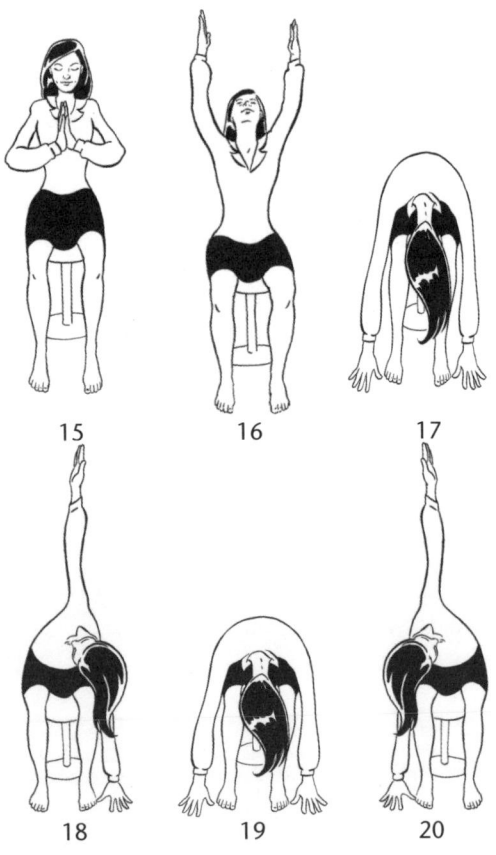

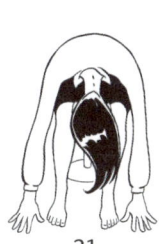
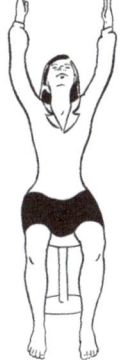
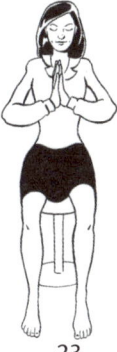

21   22   23

So geht's

Setzen Sie sich auf die vordere Kante Ihres Bürostuhls (Rollen vorher feststellen) und stellen Sie die Beine und Füße hüftbreit auf. Die Kniegelenke sind rechtwinklig. Ihr Oberkörper ist gerade. Stellen Sie sich Ihre Wirbelsäule wie eine weiße Perlenschnur vor. Lassen Sie nun Luft zwischen jede einzelne Perle, indem Sie sich noch mehr aufrichten.

1. Nehmen Sie nun die Hände in die Gebetshaltung vor die Brust (die Handflächen berühren sich sanft), sodass die Daumen das Brustbein berühren. Atmen Sie viermal langsam tief ein und aus. (Abb. 15)
2. Beim fünften Einatmen heben Sie die Arme über den Kopf (bei Schulterproblemen nur bis Brusthöhe heben). (Abb. 16)
3. Atmen Sie aus. Senken Sie nun den Oberkörper nach unten in Richtung Oberschenkel und legen Sie die Hände oder Fingerspitzen je nachdem, wie

tief Sie kommen, außen neben den Füßen ab. (Abb. 17)

4. Heben Sie mit dem nächsten Einatmen den rechten Arm seitlich senkrecht nach oben und lassen Sie die linke Hand dabei am Boden. Vielleicht können Sie den Kopf drehen und zu Ihrer rechten Hand nach oben schauen? (Abb. 18)

5. Atmen Sie aus und bringen Sie den rechten Arm wieder in die Ausgangsposition zurück. (Abb. 19)

6. Atmen Sie ein, heben Sie nun den linken Arm nach oben und blicken Sie, wenn Sie können, zu Ihrer linken Hand. (Abb. 20)

7. Atmen Sie aus und senken Sie den Arm wieder ab. (Abb. 21)

8. Schwingen Sie beim Einatmen die Arme nach oben und richten Sie Ihren Oberkörper in die gerade Sitzposition. (Abb. 22)

9. Zum Abschluss bringen Sie die Hände wieder in die Gebetshaltung, schließen die Augen und spüren nach. Vergleichen Sie Vorher und Nachher. (Abb. 23)

Das bringt's:
Allgemeine Aktivierung des Herz-Kreislauf-Systems sowie Kräftigung und Mobilisierung von Rücken- und Schultermuskulatur.

Die Synchronisation von Atmung und Bewegung erzeugt Konzentration. In dem Moment, da Sie sich auf diese Kombination konzentrieren, schaltet Ihr Geist den sonst stetig fließenden Gedankenstrom ab und es entsteht Ruhe. Die beste Voraussetzung für innere Stille.

4.3 Stufe 3: Pranayama

Unser Atem ist die Brücke von unserem Körper zu unserem Geist.

Thich Nhat Hanh

Für die folgenden Atemübungen brauchen Sie etwas mehr Zeit. Die investierte Zeit allerdings lohnt sich, denn hinterher fühlen Sie sich energiegeladen und ausbalanciert.

Hochhaus-Atmung (Abb. 24)

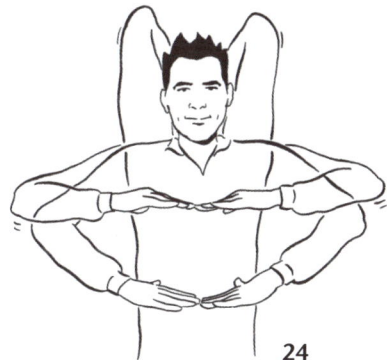

24

So geht's
Halten Sie Ihre Hände auf der Höhe des Bauchnabels. Die Daumen zeigen in Richtung Taille und die Fingerspitzen berühren sich. Atmen Sie tief in den Bauch ein. Spüren Sie, wie sich die Bauchdecke dehnt und sich die Fingerspitzen voneinander lösen. Beim Ausatmen ziehen Sie den Bauchnabel nach innen und die Fingerspit-

zen berühren sich wieder. Wiederholen Sie die Übung sechsmal.

Legen Sie nun die Hände auf Ihre Schulterblätter und halten Sie dabei die Ellenbogen so senkrecht wie möglich.

Die sanftere Variante bei Schulterproblemen: Hände auf den Schlüsselbeinen und Ellenbogen seitlich in Verlängerung der Schultern lassen. Atmen Sie nun zu Ihren Händen ein und wieder aus. Wiederholen Sie die Übung sechsmal.

Für Geübte: Verbinden Sie diese drei Übungen miteinander und fühlen Sie die wellenförmige Ein- und Ausatmung.

Das bringt's

Das ist die Atemtechnik für mehr innere Ruhe. Fördert die Gelassenheit im Alltag und in heiklen Lebenslagen. Verbessert sofort die Sauerstoffversorgung und sorgt somit für höhere Leistungsfähigkeit.

Balance-Atmung (Abb. 25)

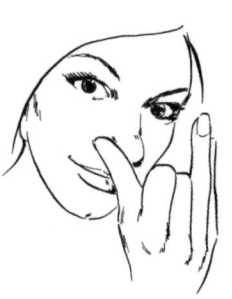
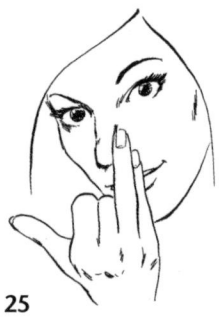

25

So geht's

Setzen Sie sich aufrecht auf Ihren Stuhl. Atmen Sie einmal tief ein und aus und wieder ein. Verschließen Sie nun das linke Nasenloch mit dem Daumen der linken Hand. Beugen Sie Zeige- und Mittelfinger. Der Ringfinger und der Kleinfinger sind gestreckt (25). Atmen Sie durch das rechte Nasenloch aus und wieder ein. Verschließen Sie nun das rechte Nasenloch mit dem Ringfinger der linken Hand und lösen Sie den Daumen vom linken Nasenloch. Atmen Sie durch das linke Nasenloch aus und wieder ein. Dann verschließen Sie es wieder. Wiederholen Sie diese Übung mindestens zehnmal. Sie können sich beliebig lang steigern.

Das bringt's

Reduziert Stress, beruhigt und gibt inneres Gleichgewicht. Besonders gut vor aufregenden Gesprächen oder „großen Auftritten".

Quick-Energizer

So geht's

Stellen oder setzen Sie sich aufrecht hin und beugen Sie die Ellbogen, sodass Ihre Hände seitlich neben Ihren Schultern sind. Die Oberarme hängen dabei völlig entspannt neben dem Brustkorb, die Hände sind zu einer lockeren Faust gerollt, wobei die Daumen außen liegen. Atmen Sie aus, um dann beim Einatmen die Arme senkrecht nach oben zu werfen. Öffnen Sie die Hände und strecken Sie Ihre Finger. Atmen Sie nun aus und bringen Sie die Arme schnell neben Ihren Brustkorb zurück. Die Arme berühren den Körper, die Hände sind zu einer lockeren Faust gerollt. Wiederholen Sie den Vorgang circa dreißigmal.

Mein Tipp: Atmen Sie kräftig durch die Nase ein und aus und verweilen Sie im Anschluss mit geschlossenen Augen. Spüren Sie den Energiegewinn? Lächeln Sie und weiter geht's mit der Arbeit.

Das bringt's

Reduziert Stress, beruhigt und führt zu innerem Gleichgewicht. Besonders gut eignet sich die Übung vor aufregenden Gesprächen oder „großen Auftritten".

Ha Ha ha

So geht's

Stellen Sie sich aufrecht hin und atmen Sie langsam tief ein. Öffnen Sie den Mund und sprechen Sie während der gesamten Ausatmung ha-ha-ha-ha-ha. Stützen Sie sich nun mit Ihren Händen auf Ihre Oberschenkel und beugen Sie den Oberkörper leicht nach vorn. Atmen Sie ein und vertiefen das Ha-ha-ha-ha-ha bei der Ausatmung. Wiederholen Sie das Ha-ha-ha-ha-ha so lange, bis sich ein echtes Lachen einstellt.

Das bringt's

Diese Übung wird sofort Ihre Stimmung heben und gute Laune verbreiten. Denn Lachen ist bekanntlich ansteckend.

Und, habe ich Ihnen zu viel versprochen? Die Balance-Atmung ist auch als Wechsel-Atmung, die Hochhaus-Atmung als Vollatmung und der Quick-Energizer als Bhastrika bekannt. Egal wie Sie es nennen, die Wirkung ist entscheidend.

4.4   Stufe 4: Konzentration und Meditation

Meditation hilft, in den gegenwärtigen Augenblick zurückzukehren. Hilfsmittel können hierbei verschiedene Dinge sein. Der einfachste Weg führt über die Atmung. Jeden einzelnen Atemzug bewusst wahrzunehmen schult gleichzeitig die Konzentration. Und über die Konzentration erreichen Sie den Zustand der Meditation.

Atem-Meditation

So geht's
Setzen Sie sich in bequemer Haltung mit geradem Rücken auf Ihren Stuhl. Legen Sie die Hände auf die Oberschenkel. Die Handinnenflächen zeigen nach oben oder unten, je nachdem, wie es für Sie angenehmer ist. Halten Sie Ihre Schultern entspannt und heben Sie die Brust ganz leicht an. Fokussieren Sie mit den Augen Ihre Nasenspitze. Atmen Sie gleichmäßig in sechs Schritten ein und in sechs Schritten aus. Konzentrieren Sie sich auf den Klang Ihres Atems. Zum Abschluss schließen Sie für einen Moment die Augen und spüren Sie nach.

Das bringt's

Wenn Sie diese Form der Konzentration bzw. Meditation regelmäßig üben, verringern Sie Ihr Schlafbedürfnis und steigern Ihr Energieniveau.

Geh-Meditation

Am wirksamsten ist die Geh-Meditation (nach Thich Nhat Hanh) im Freien. Sie lässt sich aber auch im Büro oder auf einem langen Gang durchführen.

So geht's

Gehen Sie langsam drei Schritte und atmen Sie dabei in den Bauch ein. Halten Sie drei weitere Schritte lang die Luft an. Atmen Sie dann während der nächsten drei Schritte aus, der Bauch geht dabei nach innen. Halten Sie anschließend drei Schritte lang wieder die Luft an. Wiederholen Sie diesen Vorgang beliebig oft. Probieren Sie aus, wie viel Ihnen guttut. Empfohlen werden acht bis zehn Runden.

Die Fortgeschrittenen unter Ihnen können folgende Variante ausprobieren:

Stellen Sie sich Folgendes vor und wiederholen Sie es innerlich:

Einatmen: „Ich nehme neue, positive Energie auf."

Luft anhalten: „Ich bin erfüllt von Kraft und Energie."

Ausatmen: „Ich entspanne mich, ich lasse ganz los."

Luft anhalten nach dem Ausatmen: „Ich bin ganz entspannt."

Das bringt's

Frischluftfanatikern unter Ihnen wird diese Art der Meditation ganz besonders gefallen. Durch die Praxis der Geh-Meditation wird es Ihnen leichter fallen, den Prozess des Gehens von einem Ort zum anderen bewusster wahrzunehmen und zu genießen. Die Übung hilft, Achtsamkeit zu entwickeln, was sich wiederum auf unser ganzes Selbst positiv auswirkt. Probieren Sie diese Form der Meditation gleich aus – am besten wenn Sie nach Hause gehen oder auf dem Weg zum Kaffeeautomaten.

Tanz-Meditation

So geht's
Stellen Sie sich aufrecht, mit geschlossenen Augen in Ihr Büro und entspannen Sie sich. Atmen Sie langsam und tief ein und aus. Spüren Sie Ihre An- und Verspannungen im Körper und lassen Sie diese bewusst mit jedem Ausatmen los. Beginnen Sie Ihren Körper zu bewegen, zu wiegen und zu schwingen. Integrieren Sie dabei jedes Körperteil.
Mein Tipp: Haben Sie einen aktuellen Lieblingssong? Drehen Sie ihn ganz laut auf oder hören Sie ihn intensiv mit Kopfhörern. Laden Sie einen Kollegen oder eine Kollegin ein und tanzen und trällern Sie eine Weile ausgelassen.

Das bringt's
Wann haben Sie das letzte Mal ausgelassen getanzt? Können Sie sich noch an den Morgen danach erinnern? Vielleicht spürten Sie noch den Rhythmus im Blut, diese Leichtigkeit und Fröhlichkeit? Warten Sie nicht bis zur nächsten Party, wagen Sie es auch ruhig einmal untertags, Ihr Tanzbein zu schwingen. Jeder

Mensch ist ein Tänzer, wenn er es wagt, er selbst zu sein. Spüren Sie die Ruhe, die sich im Nachhinein einstellt.

Körper-Meditation

So geht's
Setzen Sie sich bequem auf Ihren Schreibtischstuhl und lehnen Sie sich zurück. Schließen Sie Ihre Augen und atmen Sie vorbereitend tief ein und aus. Fokussieren Sie sich auf Ihren Schulter-Nacken-Bereich und lassen Sie alle Spannung mit der Ausatmung von sich fließen. Wandern Sie anschließend in Gedanken zum Rumpf und lassen auch hier mit der Ausatmung alle Spannung von sich fließen. Durchwandern Sie so den gesamten Körper und seien Sie besonders aufmerksam beim Vorher-Nachher-Vergleich. Nehmen Sie den Unterschied wahr und spüren Sie die deutliche Ent-Spannung.
Mein Tipp: Suchen Sie sich ein Plätzchen, wo Sie möglichst ungestört für circa 10 Minuten diese Übung durchführen können.

Das bringt's
Jede Ent-Spannung kommt sowohl dem Körper als auch dem Geist zugute. Richten Sie Ihre volle Aufmerksamkeit auf Ihren Körper und lernen Sie ihn zu verstehen. Je besser Sie ihn verstehen, desto besser werden Sie sich körperlich und geistig fühlen.

Zur Ruhe kommen setzt voraus, sich Zeit zu nehmen.
Schaffen Sie sich tagtäglich kleine Rituale, in denen
Sie Kontakt zu sich selbst aufnehmen und sich für
einen Moment vom Alltag lösen können. Manchmal
bedeutet Zeit investieren auch gleichzeitig Zeit gewin-
nen.

5. Gesund leben mit Business Yoga

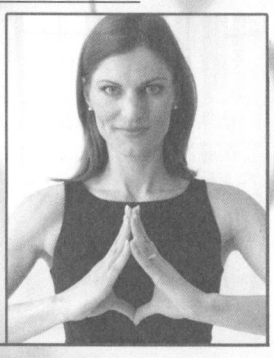

Welche Nahrung macht
mich glücklich?

Wie kann ich selbst Glück
produzieren?

Wer und was sind meine
Energie-Engel?

Einige wirksame Bewegungs- und Meditationsübungen haben Sie nun kennengelernt und können diese selbstständig jederzeit durchführen. Zu einem ganzheitlich positiven Lebensgefühl gehört aber noch viel mehr, z. B. eine gesunde Ernährung und das Wissen darum, was Ihnen guttut und was Ihnen schadet. Im Folgenden stelle ich Ihnen deshalb weitere wichtige Schritte für Ihren Weg in einen bewussten, stressfreieren und gesünderen Arbeitsalltag vor. Für den Anfang schlage ich vor, dass Sie sich einen Punkt aussuchen und den Fokus eine ganze Woche darauf legen. Nach einer Woche reflektieren Sie, was Ihnen leicht- bzw. schwergefallen ist. Überlegen Sie gegebenenfalls, was Sie in der Zukunft bzw. ab sofort ändern können.

5.1 Gesunde Ernährung – ein Geschenk an sich selbst

Sich ernähren ist wie sein Auto betanken. Je besser der Treibstoff, desto besser das Ergebnis.

Slatco Sterzenbach

Was essen Sie, wenn Sie gestresst sind? Schokolade und andere Süßigkeiten? Oder eher Chips und Deftiges? Ich bin kein Freund von Dogmen und Verboten. Deshalb bin ich der Meinung, dass Sie nicht unbedingt Vegetarier sein müssen, um das Konzept von Business Yoga erfolgreich umsetzen zu können. Von entscheidender Bedeutung für Ihre Lebensvitalität ist die Achtsamkeit beim Essen.

Der menschliche Organismus reagiert wie ein Auto: Wird es mit falschem Treibstoff betankt oder wird gar die leere Ölanzeige ignoriert (weil Termin X wartet und keine Zeit mehr bleibt), wird Ihr Auto Sie nicht zum gewünschten Ort bringen. Ähnlich ist es mit Ihrem Körper: Ignorieren Sie die Anzeichen von Energiemangel, betreiben Sie langfristig Raubbau an Ihrem Körper und vernachlässigen Ihre eigene Lebensenergiequelle. Egal was und wie viel Ihr Chef oder Sie sich selbst an Arbeit aufbürden, nehmen Sie sich die Zeit zum Auftanken von Treibstoff.

Die Mahlzeit = Die Tankstelle

Eine Methode zur Gewichtskontrolle im Einzelcoaching ist die Achtsamkeit beim Essen. Auch wenn Sie nicht unbedingt zu den Menschen gehören, die abnehmen wollen, zählen Sie bei der nächsten Gelegenheit, wie oft Sie einen Bissen kauen. Der Begriff Mahl-Zeit kommt nicht von ungefähr: Die Verdauung beginnt im Mund, und je länger und besser Sie den Bissen zermahlen, desto weniger Aufwand hat der Magen, und Ihnen bleibt nach dem Mittagessen mehr Energie für den Nachmittag. Am besten ist es, wenn die Nahrung circa vierzigmal gekaut wird.

Ein weiterer Aspekt sind Ihre Sinneswahrnehmungen beim Essen. Denken Sie an Ihre letzte Mahlzeit zurück. Können Sie sich daran erinnern, was Sie gegessen haben und wie es geschmeckt und geduftet hat? Gehören Sie zu den Menschen, die planen, was sie essen werden? Was haben Sie davon, wenn Sie dann die Mahlzeit nicht bewusst genießen, sondern hinunterschlingen oder gar Zeitung lesen oder fernsehen?

Mein Tipp: In der Vipassana-Meditation habe ich eine sehr gute Achtsamkeitsübung kennengelernt, die sich während des Essens durchführen lässt. Zu Beginn ist sie vielleicht etwas gewöhnungsbedürftig, jedoch in ihrer Wirkung einmalig: Setzen Sie sich beim Essen mit dem Gesicht zur Wand. Ja, zur Wand und nicht etwa zum Fenster. Beobachten Sie sich beim Essen und lassen Sie die Erfahrungen auf sich wirken. Mein Mann und ich praktizieren diese Übung manchmal zu Hause und sind immer wieder aufs Neue erstaunt über ihre wohltuende Wirkung.

Wasser – lebensnotwendige Flüssigkeit

Der menschliche Organismus besteht zu circa 60 Prozent aus Wasser, welches unter anderem als Transport- und Lösungsmittel, Baustein für die Zellen sowie für die Regulation des Wärmehaushalts mitverantwortlich ist. Über Schweiß, Urin, Stuhlgang sowie Wasserdampf verlieren Sie eine bestimmte Flüssigkeitsmenge, die täglich neu ersetzt werden muss. Viele Menschen denken noch, dass sie erst zum Wasserglas greifen müssen, wenn sie Durst verspüren. Falsch, denn Durst ist ein Warnsignal des Körpers, wenn dieser circa zwei Prozent Wasser verloren hat. Die meisten Kopfschmerzen, Müdigkeitsanfälle, Nervosität oder auch allgemeines Unwohlsein lassen sich über eine regulierte Flüssigkeitsaufnahme, die hauptsächlich aus Wasser bestehen sollte, verbannen.

Wie viel?

Am besten 40 ml pro Kilogramm Ihres Körpergewichts!

> **Beispiel:**
> Bei einem Menschen mit 80 Kilogramm Körpergewicht
> sieht die Rechnung dann folgendermaßen aus:
> 40 x 80 kg Körpergewicht = 3,2 l Flüssigkeit/Tag

Energielieferanten am Morgen und zwischendurch

Starten Sie Ihren Tag mit einem Frühstück. Ob dies aus einer halben Banane oder zwei Vollkornbrötchen besteht, ist ganz egal. Wichtig ist, dass Sie etwas „auftanken", bevor Sie das Haus verlassen. Als Zwischensnacks sind ungesalzene Nüsse wie Cashewkerne oder Walnüsse hervorragend geeignet. Sie enthalten wertvolles Eiweiß und Fett als Energielieferanten.

... am Mittag

Um das Mittagstief zu vermeiden, greifen Sie am schlauesten zu Salat. Mein Tipp: Peppen Sie den Salat mit zart gegrilltem Fisch oder Fleisch auf und verwenden Sie als Sauce pures Olivenöl mit einem Schuss frisch gepresstem Zitronensaft. Lassen Sie die Finger von Cocktailsauce und frittiertem „Ich-weiß-gar-nicht-was-es-ist"-Essen wie z. B. Fischstäbchen oder Frikadellen. Um am Nachmittag die Treibstoffanzeige aufgefüllt zu halten, lassen Sie sich von Obst- und Eiweißsnacks inspirieren. Natürlich ist auch mal ein Kuchen erlaubt, denn auch hier gilt: Nur die Dosis macht das Gift.

... am Abend

Den ganzen Tag über haben Sie sich nun so gesund ernährt und jetzt kommt der wohlverdiente Feierabend oder womöglich doch noch ein Geschäftsessen. Wenn

Sie denken, Sie müssen bei Geschäftsessen Alkohol trinken und können gar nicht gesund essen – falsch. Denn wenn nicht im Restaurant, wo sonst können wir uns so einfach und bequem gesund ernähren. Wie wär's denn mal mit einer Parmesanmousse auf Tomaten-Zucchini-Fächer und Oliven-Pinienkern-Vinaigrette? Und danach vielleicht gebratener Tofu auf Lauchzwiebel-Mango-Ragout, Cashews und Limetten-Soja-Coulis? Auch beim Dessert müssen Sie nicht verzichten: Teilen Sie sich doch mit Ihrem Tischnachbarn einfach den Nachtisch! Denn Teilen macht nicht nur glücklich, es lässt Sie sogar schlank bleiben.

Happy Häppchen
Ja, nicht nur das Praktizieren von Yoga-Übungen hebt nachweislich Ihre Stimmung, auch können Sie mit bestimmten Nahrungsmitteln Ihre Seele in einen wahren Freudentaumel bringen. Nein, ich meine nicht den Alkohol – auch wenn dieser uns vorgaukelt, uns glücklich zu machen. Sondern eher Gemüse, Obst und Fisch. Die Omega-3-Fettsäuren des Fisches wirken sich positiv auf Gefühlsschwankungen aus. Auch die Kombination von Eiweiß und Obst, wie zum Beispiel Joghurt mit Banane, kann die Stimmung heben und ist gleichzeitig ein schmackhafter Zwischensnack im Büro. Wenn Sie oft müde, gereizt oder vielleicht gar depressiv sind, dann probieren Sie es zusätzlich mit ein paar B-Vitaminen. Und was ist mit Schokolade? Tatsächlich macht diese glücklich – allerdings nur, wenn Sie auch ohne sie schon glücklich waren.

Wer schreibt, der bleibt
Mein Tipp: Führen Sie 14 Tage lang ein Ernährungs-
und Trinkprotokoll. Schreiben Sie ganz genau auf, was
Sie wann zu sich genommen haben. Das Ergebnis wird
erstaunlich sein (Vorlage unter info@katjasterzenbach.
com).

> **Übung**
> Nehmen Sie sich ein Stück Brot oder Obst. Mobilisieren
> Sie Ihre Sinne und sagen Sie zu sich selbst „Mahl-Zeit".
> Nun riechen Sie an der Nahrung? Wie duftet sie? Beißen
> Sie herzhaft hinein und zermahlen Sie die Nahrung so
> lange, bis es nichts mehr zu zermahlen gibt. Erst nach-
> dem der erste Bissen zermahlen und geschluckt ist,
> nehmen Sie einen zweiten Bissen. Beobachten Sie dabei
> Ihre Gedanken. Was geht Ihnen durch den Kopf? Essen
> Sie achtsam und spüren Sie in jedem Bissen die
> Lebensenergie.

 *Ihr Körper ist der Tempel, in dem Ihr Geist und Ihre Seele
wohnen. Pflegen Sie Ihren Tempel und werfen Sie unnö-
tigen Ballast ab. Die intuitive Ernährung wird Ihnen
sagen, was Ihr Körper braucht. Voraussetzung dafür ist
die Achtsamkeit beim Essen.*

5.2 Achtsamkeit – Leben im Augenblick

Energy flows where attention goes. Dort, wo Ihre Aufmerksamkeit hingeht, dorthin fließt auch die Energie.
Das bedeutet unter anderem auch, wenn Sie immer nur
das Negative sehen, dann wird Ihr Leben auch negativ
sein.

Die Woche des Glücks

Eine wunderbare Übung, um sich die Schönheit des Lebens wieder ins Bewusstsein zu rufen, ist die Woche des Glücks, bei der Sie für jeden Tag ein bestimmtes Thema wählen. Legen Sie Ihren Fokus bei allem, was Sie denken, tun und unterlassen, auf das jeweilige Thema und notieren Sie am Abend die Beobachtungen des Tages.

Tag 1: Dankbarkeit	
Tag 2: Achtsamkeit	
Tag 3: Liebe	
Tag 4: Freude und Spaß	
Tag 5: Alles anders machen	
Tag 6: Großzügigkeit	
Tag 7: Entspannung	

Achtsamkeit kann Grundlage für mehr Lebensfreude *sein. Schaffen Sie sich in den nächsten zwei Wochen jeden Tag eine Gelegenheit, um die Praxis der Achtsamkeit zu üben, und Sie werden staunen.*

5.3 Von Engeln und Vampiren

Kennen Sie Ihre persönlichen Energie-Engel und -Vampire? Also die Dinge, die Ihnen Kraft geben bzw. rauben? Nehmen Sie sich die Zeit und füllen Sie die folgenden Tabellen aus. Wichtig: Schreiben Sie mindestens zehn Energie-Engel auf und überlegen Sie ganz genau, wie Sie diesen mehr Raum in Ihrem Leben geben können.

Energie-Engel	Wann habe ich mir diesen Engel zuletzt gegönnt?	Wann und wie könnte ich mir diesen Engel häufiger gönnen?
Lieblingssong hören		
Spaziergang		
Mittagsschlaf		
...		

Führen Sie nun die gleiche Übung mit Ihren Energie-Vampiren durch. Überlegen Sie, was Ihnen Energie raubt, und schreiben Sie auch hier zehn Beispiele auf. Denken Sie darüber nach, warum Sie den jeweiligen Vampir zulassen und was Sie daran ändern können.

Energie-Vampire	Warum lasse ich diesen Vampir zu?	Wie kann ich ihn aus meinem Leben verbannen oder ihn zum Engel um-wandeln?
Kein Frühstück		
Müdigkeit		
Zu viele E-Mails		
...		

Legen Sie Ihre Tabellen auf Ihren Schreibtisch und er-gänzen Sie sie gegebenenfalls. Achten Sie darauf, dass Sie sich mindestens drei Energie-Engel am Tag gönnen und den Vampiren so wenig Raum wie möglich geben.

 Sie können nicht entscheiden, wie und wann Sie sterben werden, aber Sie können entscheiden, wie Sie leben wollen. Nutzen Sie also die Zeit und nehmen Sie Ihr Leben selbst in die Hand.

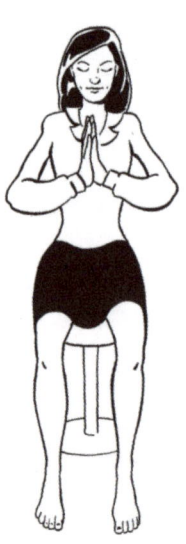

Nachwort: Jedem Ende wohnt ein Anfang inne

Am Ende dieses Buches steht Ihr Anfang für einen ausgeglichenen und stressfreieren Arbeitstag. Und ich nenne ihn bewusst nicht Arbeitsalltag. Denn in dem Moment, in dem Sie den Augenblick bewusst wahrnehmen, ist nichts mehr, wie es war. Jeder Moment ist kostbar wie ein Diamant. Und wer weiß, vielleicht erreichen Sie schon bald das Gefühl des „Einsseins", den Zustand „vollkommenen Glücks" als Dauerzustand, sodass Sie so starkes Vertrauen in das Leben und die Dinge um Sie herum verspüren, dass Sie nicht mehr zweifeln oder gar alles kontrollieren müssen. Die Arbeit läuft wie von selbst und Sie schwimmen im Strom des Lebens. Der Zustand der inneren Ruhe und Freiheit, losgelöst von allem, ist erreicht.

Die lächelnde Seele – du zeigst, was du denkst

Ein Schüler fragte den Meister: „Ich sehe viele Menschen in deiner Nähe, die immer lächeln. Meistens mit den Augen, oft aber mit dem ganzen Gesicht. Das ist schön anzusehen, aber auch ein wenig langweilig. Haben die denn keine Gefühle, sind sie nie traurig oder missmutig?"

„Das Lächeln ist eine Form der Meditation", erklärte der Meister, „eine Übung in Harmonie. Denn ein Lächeln ist der Ausdruck eines schönen Gedankens. Wenn sich einmal keine schönen Gedanken in deinem Innern finden sollten, dann schenk dir selbst ein Lächeln. Ein Lächeln schenkt dir ein gutes Gefühl. Und ein gutes Gefühl schenkt dir schöne Gedanken, und

schöne Gedanken schenken dir ein Lächeln. Und ein Lächeln schenkt ein Lächeln."
Behalten Sie nun Ihr Lächeln und fühlen Sie das Glück in sich. Lassen Sie uns zusammen lächeln und unser Lächeln der Welt um uns herum schenken.
Ich persönlich widme mein Lächeln dem Leben, der Gesundheit, dem Respekt vor dem Alter sowie der Intuition, unserer wahren Intelligenz. Ich sage DANKE zu all den wunderbaren Menschen, meinen Freunden und meiner Familie, von denen ich so viel gelernt habe und die meine Arbeit bereichert und unterstützt haben. Melinda Henschke, Cristián Gálvez und Sascha Ceccarelli – danke für eure Unterstützung. Und ganz besonderer Dank gilt Slatco, meinem persönlichen „M & M" (Mann & Mentor).

In heiterer Gelassenheit …

Namaste,
Ihre

Katja Stozenbach

Die Autorin

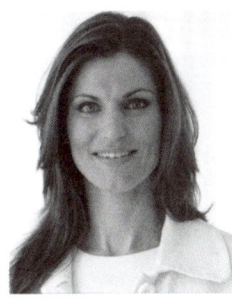 „Lächelnd in sich hineinhorchen, um mehr aus sich herauszuholen." – Healthness-Expertin Katja Sterzenbach widmet sich seit über 14 Jahren den Zusammenhängen von Achtsamkeit, Vitalität und Wohlfühlgewicht. Mit ihrer Spezialisierung auf das Thema „Business Yoga" (JOYO ®) – der Symbiose aus traditionellem Yoga und dem Anspruch der modernen Arbeitswelt von Führungskräften – trifft die in Indien im Yoga ausgebildete Referentin den Zeitgeist. Sinnlich und mit inspirierender Leichtigkeit verstärkt Katja Sterzenbach die Wahrnehmung für Körper und Geist sowie das Bewusstsein für die eigenen Ressourcen nachhaltig – auch ohne Yogamatte.

Heute kann sie auf über 5.000 Coachings zurückblicken und wird von in- und ausländischen Unternehmen für Einzelcoachings, Aktiv-Seminare, Kongresse und Jahrestagungen gebucht.

Ihre umfassende Fachkompetenz und ihr deutschlandweites Netzwerk ermöglichen es ihr, als Consultant für betriebliches Gesundheitsmanagement Firmen erfolgreich zu begleiten.

Mit Leichtigkeit und Charme zeigt Katja Sterzenbach, wie man seinen stressigen Büroalltag entschleunigen kann.
Sabine Asgodom, CSP, Management-Trainerin und Keynote-Speaker

Durch gezieltes Entspannen die volle Leistungsfähigkeit erhalten oder zurückgewinnen – darum geht es. Genau das leistet das Konzept von Katja Sterzenbach: Leicht umzusetzen, egal wo und in welcher Situation. Ausreden gibt es damit keine mehr.
Dr. Karl Ulrich, Geschäftsführer Süddeutscher Verlag GmbH

Durch Business Yoga habe ich gelernt, in mich hineinzuhören, Dinge an/in mir wahrzunehmen, gelassener und lösungsorientierter an Dinge heranzutreten. Es ist wunderbar, in den Schmerz hineinzuatmen und sich bis an die Grenze zu dehnen. Ich lerne mich jedes Mal neu kennen und erweitere meine Komfortzone. Besonders schön ist die Zufriedenheit mit sich und dem Umfeld, die schon bei den ersten Übungen einkehrt.
Silke Steinlein, Personalleitung Loyalty Partner GmbH

Neugierig geworden?

Katja Sterzenbach
Gewinnbringend für Körper, Geist & Business.
Mehr Infos unter: www.katjasterzenbach.com

Weiterführende Literatur

Allgemeine Yogaliteratur
- Iyengar, B.K.S.: Yoga. Der Weg zu Gesundheit und Harmonie. München: Dorling Kindersley Verlag 2008.

- Dr. Nagarathna, R./Dr. Nagendra, H.R.: Yoga for Promotion of positive Health. Bangalore: Swami Vivekananda Yoga Prakashana 2008.

- Reiche U. / Völpel D.: YIU – Yoga in Unternehmen – Gesundheit ohne Stress. Frankfurt/M.: Scherz Verlag 2005.

- Rohnfeld, Edeltraud: Yoga auf dem Stuhl. Petersberg: Verlag VIA Nova 2008.

- Trökes, Anna: Das große Yogabuch. München: Gräfe & Unzer Verlag 2000.

- Waesse, H./Kyrein, Martin: Yoga für Einsteiger. München: Gräfe & Unzer Verlag 2008.

Meditation und Achtsamkeit
- Kabat-Zinn, Jon: Gesund durch Meditation – Das große Buch der Selbstheilung. Frankfurt/M.: Fischer Taschenbuchverlag 2006.

- Kornfield, Jack: Meditation für Anfänger. München: Goldmann Verlag 2005.

- Singer, Wolf/Ricard, Matthieu: Hirnforschung und Meditation. Ein Dialog. Frankfurt/M.: Suhrkamp Verlag 2008.

- Braza, Jerry: Achtsamkeit – Leben im Augenblick. Frankfurt/M.: Fischer Taschenbuchverlag 1999.

- Hart, William: Die Kunst des Lebens – Vipassana-Meditation nach S.N. Goenka. München: Deutscher Taschenbuch Verlag 2008

- Lechleitner, Norbert: Ein Lächeln für die Seele. Freiburg/Breisgau: Herder Verlag 2000.

Tipps für den Einstieg in das universelle Wissen
- Coelho, Paolo: Der Alchimist. Zürich: Diogenes Verlag 1996.

- Lipton, Bruce H.: Intelligente Zellen – Wie Erfahrungen unsere Gene steuern. Burgrain: KOHA-Verlag 2009

- Millmann, Dan: Der Pfad des friedvollen Kriegers. München: Ansata 2003.

- Redfield, James: Die Prophezeiungen von Celestine. München: Heyne Verlag 1994.

- Shankar, Sri Sri Ravi: Die Kunst des Lebens. Ahlerstedt: Param Verlag 1999.

Register